Fatma Khalsi

ESTADO DA VITAMINA D EMCRIANÇAS ASMÁTICAS

Fatma Khalsi

ESTADO DA VITAMINA D EMCRIANÇAS ASMÁTICAS

ScienciaScripts

Imprint

Any brand names and product names mentioned in this book are subject to trademark, brand or patent protection and are trademarks or registered trademarks of their respective holders. The use of brand names, product names, common names, trade names, product descriptions etc. even without a particular marking in this work is in no way to be construed to mean that such names may be regarded as unrestricted in respect of trademark and brand protection legislation and could thus be used by anyone.

Cover image: www.ingimage.com

This book is a translation from the original published under ISBN 978-620-6-71386-9.

Publisher:
Sciencia Scripts
is a trademark of
Dodo Books Indian Ocean Ltd. and OmniScriptum S.R.L publishing group

120 High Road, East Finchley, London, N2 9ED, United Kingdom
Str. Armeneasca 28/1, office 1, Chisinau MD-2012, Republic of Moldova, Europe
Printed at: see last page
ISBN: 978-620-7-67329-2

ESTADO DA VITAMINA D EM CRIANÇAS ASMÁTICAS

Introdução

A asma nas crianças é a doença respiratória mais comum em todo o mundo. É uma das principais causas de morbilidade e mortalidade [1]. A avaliação exacta da sua prevalência tem sido dificultada pela heterogeneidade das definições de asma [1,2]. Num grande estudo francês realizado em 2016, esta prevalência foi estimada em 11% [2].

A asma é uma doença inflamatória crónica das vias respiratórias, caracterizada por sintomas episódicos ou persistentes, como dispneia, aperto no peito, pieira, produção de muco e tosse. Está associada a uma obstrução variável das vias aéreas, que são hiper-reactivas a estímulos endógenos ou exógenos [1,3]. [Estes sintomas variam no tempo e na intensidade e são acompanhados por uma redução variável do fluxo aéreo [1]. Esta doença respiratória é o resultado de uma interação complexa entre vários factores genéticos e ambientais [3]. Entre os factores ambientais implicados na patogénese da asma, o estado da vitamina D tem suscitado um interesse crescente nas últimas duas décadas [4]. Para além dos seus efeitos clássicos no osso, foi descrito que a vitamina D tem um efeito imunomodulador através do seu recetor (VDR) e da 1-alfa-hidroxilase, que estão presentes nos linfócitos T e B, macrófagos e células apresentadoras de antigénios. Por exemplo, a 25 hidroxi vitamina D (25 OH D) reduz a proliferação dos linfócitos T (nomeadamente os linfócitos Thelper-1 [Th1] e Th17) e a produção de certas citocinas "pró-inflamatórias" (nomeadamente Il-2, Il-6 e IFN-y). Foi igualmente descrito que a vitamina reduz as infecções respiratórias, principalmente virais, e melhora a função pulmonar [4-6].

Nas últimas duas décadas, e desde o aumento da procura de métodos de medição dos derivados monohidroxilados da vitamina D e da determinação de valores de referência para o estado da vitamina D, foi demonstrado que a hipovitaminose D é um problema generalizado em todo o mundo, mesmo em países com muita luz solar [6-8]. A hipovitaminose D também está generalizada nas crianças, particularmente nas que sofrem de asma, e interfere com o controlo e a gravidade desta condição [7-9].

A interação entre a asma e a vitamina D tem sido amplamente estudada nas últimas duas décadas. Esta interação ocorre a vários níveis e tem potenciais implicações clínicas para os doentes com asma, afectando a gravidade, o controlo e o prognóstico da doença.

Definições :

Atopia: predisposição genética para produzir anticorpos IgE específicos para um determinado alergénio

Sensibilização: resultados positivos de testes alergológicos, tais como testes cutâneos ou a medição de anticorpos IgE específicos em amostras de sangue.

Alergia: manifestação clínica ligada ao desenvolvimento de uma reação antigénio-anticorpo.

A alergia é, portanto, a expressão clínica da sensibilização.

Asma: doença heterogénea caracterizada por uma inflamação crónica das vias respiratórias, manifestada por sintomas como pieira, falta de ar, aperto no peito e tosse, que variam em termos de tempo e intensidade e estão associados a uma limitação variável do fluxo expiratório [1].

I. Informações gerais sobre a vitamina D :

A vitamina D é uma vitamina lipossolúvel com uma dupla origem:

- **Exógena:** Ingestão alimentar considerada demasiado baixa dado o baixo teor dos alimentos consumidos pela maioria da população; poucas pessoas consomem alimentos ricos em vitamina D, como o óleo de fígado de bacalhau e o salmão selvagem.

- **Endógena,** resultante da neossíntese cutânea sob o efeito dos raios ultravioleta; há muito considerada capaz de cobrir 70 a 90% das necessidades desta vitamina [12].

O termo "vitamina D" refere-se à vitamina D2, conhecida como ergocalciferol, e à vitamina D3, conhecida como colecalciferol, ou a um dos seus metabolitos.

A 25-hidroxivitamina D (25 OH D) é a forma de armazenamento da vitamina D e é o marcador do estado de vitamina D de um indivíduo. [7,10]

O parâmetro biológico que define o estado da vitamina D é a concentração sérica de 25-OH vitamina D3 [25OHD3]. Embora a 1,25 (OH) 2 D3 seja o metabolito ativo da vitamina D (500 vezes mais ativo), não é um marcador representativo do estado da vitamina D [7].

Determinação dos valores de referência para o estado da vitamina D :

É impossível determinar valores de referência para o estado da vitamina D utilizando a curva de gauss devido aos muitos factores que influenciam os níveis de vitamina D (pigmentação da pele, idade, latitude, estação do ano e qualidade da amostra, etc.). Os investigadores propuseram a seguinte definição: a verdadeira definição de hipovitaminose D corresponde, tanto quanto possível, à concentração de 25 OH D3 abaixo da qual, em indivíduos saudáveis, a PTH aumenta significativamente [7].

Fontes de vitamina D

Alimentação	Quantidade	Teor de vitamina D (UI)
Óleo de fígado de bacalhau	15 ml	1400
Salmão selvagem fresco	100 g	600-100
Sardinhas, arenque, conservas de atum	100 g	224-332
Salmão de viveiro	100 g	100-250
Cogumelos Chiitake secos	100 g	1600
Pão de ló seco	100 g	130
Margarinas	15 ml	65-110
Gema de ovo	1	40
Iogurte	100 g	89
Queijo duro	100 g	44
Queijo parmesão	100 g	28

II.   Hipovitaminose D

11.1 Dados epidemiológicos

11.1.1 Hipovitaminose D em todo o mundo :

A hipovitaminose D é um problema de saúde pública a nível mundial. A sua prevalência varia de 30 a 80% [13]. Em 2007, Holick descobriu que cerca de mil milhões de pessoas em todo o mundo sofrem de deficiência de vitamina D [14]. A deficiência de vitamina D é cada vez mais comum em crianças e é frequentemente sub-diagnosticada [8].

Um estudo de coorte efectuado na Arábia Saudita, na ensolarada região oriental, revelou uma elevada prevalência de hipovitaminose D de 65% [14]. Em 2002, na Tunísia, um estudo que incluiu 389 mulheres com idades compreendidas entre os 20 e os 60 anos revelou uma prevalência de 48% [15].

11.1.2 Hipovitaminose D na população pediátrica :

Nas últimas duas décadas, tem-se registado um aumento da deficiência de vitamina D em crianças e adolescentes [13]. Num estudo realizado na Malásia que envolveu 402 crianças com idades compreendidas entre os 7 e os 12 anos, 72,4% das crianças tinham níveis de vitamina D inferiores a 20 ng/ml. [16]. Um estudo multicêntrico nacional realizado em França em 2014, incluindo 326 crianças saudáveis com idades entre os 6 e os 10 anos, mostrou que pelo menos um terço da população estudada era deficiente em vitamina D [17]. Na Alemanha, os níveis de [25 (OH) D] eram <20 ng/ml em 60% das crianças nativas com idades compreendidas entre os 3 e os 17 anos [18]. Num estudo inglês realizado por Absoud et al, envolvendo

1120 crianças saudáveis com idades compreendidas entre os 4 e os 18 anos, a prevalência de hipovitaminose D foi estimada em 40% [18]. Noutro estudo realizado por Cairncross et al, em 2012, na Nova Zelândia, que incluiu 1329 crianças com idades entre os 2 e os 5 anos, a prevalência de hipovitaminose D (vitamina D<75 nmol/ml) foi de 90% [19].

II.1.3 Frequência de hipovitaminose D em crianças asmáticas :

O nosso estudo mostrou que 92% da população estudada apresentava hipovitaminose D, sendo que a deficiência grave ([25 OH Vitamina D] <10ng/ml) foi encontrada em 18% dos casos, a deficiência moderada foi registada em 45% dos casos e a insuficiência foi encontrada em 29% dos doentes. O estado normal foi encontrado em apenas 8% da nossa população. Na Tunísia, um estudo de caso-controlo (38 crianças asmáticas versus 30 controlos), realizado por Tangour em 2014 [20], revelou uma elevada prevalência de hipovitaminose D tanto em asmáticos como em controlos, com taxas respectivas de 66 e 60%. A concentração de [25 (OH) D] foi de 17,5 e 20,75 ng/ml em crianças asmáticas e saudáveis, respetivamente. Num estudo italiano que incluiu 75 crianças asmáticas, os níveis normais de vitamina D estavam presentes em apenas 9,4% dos casos, o que é consistente com os nossos resultados [21].

II.2 Potenciais factores que influenciam os níveis de vitamina D

II.2.1 Idade

Na nossa população, 68% dos nossos doentes tinham menos de 9 anos de idade e apresentavam uma concentração média de vitamina D de 16,8ng/ml, ligeiramente inferior ao grupo etário dos 9-11 anos, cuja concentração média de vitamina D era de 19,2ng/ml. Esta diferença pode ser explicada por uma menor exposição solar; 78% dos nossos doentes viviam em casas fechadas, com menos tempo passado ao ar livre devido a um novo estilo de vida (as crianças são cada vez mais atraídas para dentro de casa pelos jogos de vídeo, televisão e telemóveis). Os alimentos habitualmente consumidos são naturalmente pobres em vitamina D [22]. No nosso país, poucos alimentos são fortificados com vitamina D, e os que são fortificados são mais caros e não estão acessíveis à maioria das pessoas. O nosso estudo foi consistente com os dados da literatura. Num estudo americano, o National Health and Nutrition Examination Survey (NHANES), os autores mostraram que a prevalência de níveis séricos de 25(OH)D <75 nmol/ml era maior em crianças de 6-11 anos (73%) do que em crianças de 1-5 anos (63%) [23]. Do mesmo modo, Nakanoa avaliou a concentração de 25 OH D de 290 bebés e crianças saudáveis com idades compreendidas entre os 0 e os 48 meses. As concentrações séricas médias de 25 OH-D eram significativamente mais baixas no grupo etário dos 0-5 meses (19 ng/ml) do que no grupo etário dos 5-15 meses e no grupo etário dos 16-48 meses (30 ng/ml). Esta diferença poderia ser explicada pela amamentação exclusiva, que é pobre em vitamina D [24].

11.2.2 Género

No nosso estudo, a diferença entre a vitamina D e o género não foi significativa. No entanto, o nível sérico médio nas raparigas (15,5 ng/ml) foi inferior ao dos rapazes (19 ng/ml). Este baixo nível nas raparigas pode ser explicado pelo uso de roupa de mangas compridas, um estilo de vida limitado ao ar livre, proteção com cremes solares e a pequena dimensão da amostra. Por outro lado, o US National Health and Nutrition Examination Survey (2001-2006) avaliou a [25 (OH) D] em crianças com idades compreendidas entre 1 e 11 anos, de acordo com o género, e mostrou que a prevalência de deficiência de vitamina D era de 71% nas raparigas em comparação com 67% nos rapazes, embora esta diferença não fosse estatisticamente significativa [23].

11.2.3 Fototipo

Alguns estudos mostraram que os níveis de vitamina D na pele clara aumentam após 10 minutos de exposição, ao contrário da pele escura, onde é sintetizada menos vitamina D [25]. No nosso estudo, este não foi o caso, uma vez que a maioria dos nossos doentes tinha pele escura. O estudo NHANES [23] mostrou que os níveis séricos de 25 (OH) D <75 nmol/l eram mais elevados em crianças negras (92%) do que em crianças brancas (59%).

Entretanto, um estudo italiano [21] com 427 adolescentes saudáveis com idades compreendidas entre os 10 e os 21 anos revelou que os adolescentes de raça negra apresentavam uma maior prevalência de deficiência grave de Vit D do que os indivíduos de raça branca (35,3% vs 7,8%; p = 0,002).

II.2.4 Índice de massa corporal

O nosso estudo não mostrou uma associação significativa entre os níveis séricos de vitamina D e o IMC. O nível de vitamina D [25 (OH) D] foi quase o mesmo em asmáticos com IMC normal (17,9 ng/ml) e naqueles com excesso de peso (18,1 ng/ml). Este facto pode ser explicado pela pequena dimensão da amostra. Por outro lado, esta taxa diminuiu nos doentes obesos (9,7 ng/ml). Isto é consistente com os dados da literatura, dado que a obesidade ou o excesso de peso afectam a biodisponibilidade da vitamina D, sendo esta sequestrada nos compartimentos de massa gorda [5]. Um estudo italiano de 427 adolescentes saudáveis com idades compreendidas entre os 10 e os 21 anos mostrou que a [25 (OH) D] era inversamente proporcional ao IMC (p= 0,007) [23,27]. A medição direta da gordura corporal, juntamente com o índice de massa corporal, poderia fornecer uma relação mais sensível entre a concentração de vitamina D e a obesidade em crianças [16].

II.2.5 Zona e condições de alojamento

O nosso estudo não mostrou associação entre a [25 OH D] e a área de residência. A [25 OH D] em pacientes que vivem em áreas urbanas foi menor do que em pacientes que vivem em áreas rurais (16,8 ng/ml versus 19,3 ng/ml). Isto pode estar relacionado com o facto de os doentes que vivem em zonas rurais passarem mais tempo ao ar livre. Além disso, os níveis de [25 OH D] nos doentes que viviam em casas húmidas eram mais baixos (16,2 ng/ml) do que nos que viviam em casas com sol (17,9 ng/ml). Isto foi relatado num estudo de Checkley et al em 2016, que mostrou que os níveis de vitamina D eram baixos num ambiente urbano em comparação com um ambiente rural em duas populações equatoriais [27].

II.2.6 Duração da exposição ao sol

Optámos por não incluir este parâmetro, dada a subjetividade das respostas dos pais dos doentes incluídos. Ainda não foi validado na literatura um questionário com respostas direccionadas e objectivas relativamente a este parâmetro. No entanto, há estudos que demonstram uma correlação positiva direta e significativa entre a duração da exposição solar e o aumento da [25 (OH) D]. Em Nova Deli (Índia), um estudo realizado em raparigas com idades compreendidas entre os 6 e os 18 anos mostrou uma correlação significativa entre a [25 (OH) D], a duração da exposição ao sol (p=0,001) e a percentagem da superfície corporal exposta (p=0,004) [28]. No Qatar, um estudo transversal de 650 indivíduos saudáveis com menos de 16 anos de idade [29] mostrou que 57,5% dos indivíduos saudáveis estavam expostos ao sol. [29] mostrou que 57,5% dos indivíduos com deficiência de vitamina D não tinham exposição ao sol. No entanto, a exposição ao sol continua a ser a principal fonte de vitamina D no organismo. Representa quase 90% das nossas necessidades. Estima-se que a exposição ao sol, braços e pernas, durante 5 a 30 minutos, duas vezes por semana, entre as 10 e as 15 horas na primavera, verão e outono, aumenta significativamente os níveis de 25(OH) [30].

II.2.7 Nível socioeconómico

O nosso estudo não mostrou qualquer associação entre os níveis séricos de vitamina D e o estatuto socioeconómico. Paradoxalmente, os níveis de [25 (OH) D] das crianças de um meio socioeconómico bom eram mais baixos do que os das crianças de um meio socioeconómico médio ou pobre (14,2 ng/l versus 19 ng/ml).

Resultados semelhantes foram demonstrados por um estudo aleatório de alunas de Deli [28], com idades compreendidas entre os 6 e os 18 anos, de diferentes meios socioeconómicos. A deficiência de vitamina D era frequente em ambos os grupos, 89,6% nas raparigas de meios socioeconómicos baixos contra 91,9% nas de meios socioeconómicos elevados. Isto poderia ser explicado pelo facto de as crianças de famílias "ricas" passarem menos tempo ao ar livre e, por conseguinte, estarem menos expostas aos raios UV, mas também pela falta de conhecimentos sobre os benefícios da vitamina D.

11.2.8 Ingestão dietética de vitamina D

A ingestão exógena de vitamina D não pôde ser quantificada no nosso estudo porque a maioria dos participantes tinha um nível socioeconómico médio ou baixo (80%), o que não os incentiva a consumir produtos fortificados com esta vitamina, uma vez que estes produtos são caros no mercado. Além disso, os alimentos mais ricos em vitamina D são produtos que não se encontram habitualmente na alimentação quotidiana das crianças. Um estudo aleatório de 290 raparigas saudáveis com idades compreendidas entre os 6 e os 17 anos mostrou uma relação significativa entre a [25 OHD] e a ingestão desta vitamina na dieta [31].

11.2.9 Atividade física e vitamina D

Os baixos níveis de atividade física são atualmente reconhecidos como um fator de risco para a deficiência de vitamina D. Num estudo transversal realizado na Arábia Saudita que envolveu 503 crianças em idade pré-escolar, 63% das crianças tinham deficiência de vitamina D e a inatividade física ao ar livre estava significativamente correlacionada com a deficiência de vitamina D (p<0,001)[32].

11.2.10 Localização geográfica

A quantidade de luz ultravioleta que atinge a superfície da Terra depende do local onde nos encontramos no globo (altitude), da hora do dia e da poluição [33]. Os níveis de vitamina D estão significativamente correlacionados com a altitude: quanto mais perto estivermos do equador (menor altitude), maior será o nível de vitamina D [34].

II.2.11 Poluição

Alguns estudos demonstraram que a poluição reduz a fotossíntese da vitamina D. A poluição absorve os raios ultravioleta que se tornam indisponíveis para a síntese cutânea de vitamina D [33].

III.   Interação entre a asma e a vitamina D

O papel da vitamina D na prevenção primária da asma é uma área de investigação ativa e tem origem em estudos pré-clínicos, apoiados principalmente pelo envolvimento da vitamina D no crescimento dos pulmões e no desenvolvimento do sistema imunitário [35-36]. Uma meta-análise de 15 estudos prospectivos envolvendo 12758 participantes e 1795 casos de asma [36] demonstrou um risco reduzido de asma em mães com níveis de 25 OHD no sangue materno ou do cordão umbilical. Num estudo francês (estudo EDEN) [37] realizado por Baiz N et al em 2013, que incluiu 239 amostras de sangue do cordão umbilical, foram analisados os níveis de 25 (OH) D e as crianças foram seguidas até aos 5 anos de idade utilizando questionários validados internacionalmente. Este estudo examinou a associação entre os níveis de 25(OH)D e a ocorrência de asma, rinite alérgica ou dermatite atópica desde o nascimento até aos 5 anos de idade; o nível médio de 25(OH)D foi de 17,8 ng/ml. Observou-se uma associação inversa entre os níveis de 25 (OH) D no sangue do cordão umbilical e o risco de sibilância transitória e dermatite atópica. Não se registou qualquer associação com asma ou rinite alérgica aos 5 anos. Várias revisões mostraram o papel protetor da vitamina D na prevenção da asma e de outras manifestações alérgicas, sem conseguir estabelecer uma relação causal [39,40]. No entanto, o papel protetor desta vitamina é controverso, como demonstrado pelos seguintes estudos. Foi demonstrado que certos polimorfismos do VDR predispõem à doença asmática. De facto, estudos genéticos sobre a asma identificaram vários locais cromossómicos que estão ligados à doença, incluindo o cromossoma 12 (região q13-23). Como o VDR é codificado pela região q12, foi relatada uma associação entre polimorfismos do VDR, como a variante FOKI do VDR, e uma suscetibilidade genética à atopia e à asma; pensa-se que a vitamina D actua no equilíbrio TH1/TH2; a deficiência de vitamina D promove o desequilíbrio TH2, a estimulação das células TH17 e a inibição das células Treg [40].

111.1Impacto da deficiência de vitamina D na gravidade da asma :

Para além do seu papel no aparecimento da asma, pensa-se que a deficiência de vitamina D está associada a uma maior gravidade da doença asmática.

111.1.1Deficiência de vitamina D e hiperreactividade brônquica :

A relação entre a deficiência de vitamina D e a hiperreactividade brônquica foi estudada por Chinellato et al. Num estudo que incluiu 45 crianças com asma ligeira a moderada, os níveis de vitamina D eram significativamente mais baixos nos doentes com broncoconstrição induzida pelo exercício (avaliada por espirometria) do que nos que não tinham broncoconstrição [33]. Bossé et al demonstraram recentemente que o VDR está presente nas células musculares lisas dos brônquios, actuando assim diretamente nos brônquios [32]. Damera et al colocaram a hipótese de a vitamina D reduzir a proliferação do músculo liso brônquico e, assim, inibir a remodelação brônquica, através do calcitriol que, ao ligar-se ao VDR, inibe a produção de trombina e de PDGF (fator de crescimento derivado das plaquetas) através de mecanismos moleculares atualmente identificados: fosforilação de uma proteína retinoblástica e ativação da quinase Checkpoint [33].

III.1.2 Efeito da deficiência de vitamina D na função respiratória :

Pensa-se que a deficiência de vitamina D é responsável pela deterioração da função respiratória. De facto, Black et al demonstraram a existência de uma correlação positiva entre os níveis de vitamina D e os volumes pulmonares em indivíduos saudáveis [34].

Num estudo efectuado por Black et al em 2005, que incluiu 14901 indivíduos saudáveis, foi demonstrado que o FEV1 e a FVC eram significativamente mais baixos em doentes com um nível de vitamina D inferior a 40 ng/ml, com uma diferença média de 106 ml para o FEV1 e 142 ml para a FVC em comparação com pessoas com um nível de vitamina D superior a 80 ng/litro. Este efeito deletério da deficiência de vitamina D na função respiratória foi relatado na asma em vários outros estudos. Tolpannen et al relataram resultados semelhantes num estudo prospetivo publicado em 2013, incluindo 2259 crianças com uma fraca correlação entre os níveis de 25 (OH) D2 e os valores de FEV1 e FVC [35]. Da mesma forma, Chinellato et al, num estudo italiano de crianças asmáticas, mostraram que havia uma correlação positiva significativa entre os níveis de vitamina D e a CVF (p=0,040), mas não com o VEF1 (p=0,157).

III.1.3 Deficiência de vitamina D e necessidades terapêuticas :

Dois estudos epidemiológicos efectuados por Brehm et al e Searing et al mostraram que a deficiência de vitamina D estava associada a uma maior utilização de medicamentos anti-inflamatórios em crianças asmáticas [35]. Estes estudos sugerem, portanto, que a deficiência de vitamina D aumenta a gravidade da asma e aumenta as necessidades terapêuticas. Os nossos resultados mostraram que os níveis médios de vitamina D eram mais baixos nos doentes que tomavam CI combinados com um ß2LA do que nas crianças que tomavam apenas CI, embora esta associação não fosse estatisticamente significativa.

III.2 Papel da deficiência de vitamina D no controlo da asma :

Chinelatto et al demonstraram, num estudo que incluiu 75 crianças asmáticas italianas, que os níveis de vitamina D estavam positivamente correlacionados com o ACT (Asthma Control Test) e eram mais elevados em doentes com asma controlada do que em doentes com asma não controlada [36]. No nosso estudo, a concentração média de vitamina D em doentes com asma parcialmente ou não controlada era mais baixa do que em doentes com asma bem controlada (13,12ng/ml versus 18,52 ng/ml; p=0,275), embora a diferença não fosse estatisticamente significativa.

III.2.1 A vitamina D e as exacerbações :

A vitamina D poderia reduzir o número de exacerbações em crianças asmáticas graças ao seu papel anti-infecioso. Num estudo finlandês que envolveu 284 crianças hospitalizadas por sibilância, os níveis de vitamina D estavam inversamente correlacionados com a infeção por vírus sincicial respiratório (RSV) ou rinovírus [38]. Num estudo de dois grupos de crianças asmáticas e não asmáticas conduzido por Lee Jet al, foi também descrito que a vitamina D potenciava a resposta imunitária contra o pneumococo em indivíduos atópicos e asmáticos [39]. A modulação da imunidade inata sugere que a vit D tem propriedades anti-infecciosas. Atualmente, sabemos que os macrófagos ou monócitos expostos a um agente infecioso, como o bacilo da tuberculose, expressam em excesso os receptores Toll-liker 2, VDR e 1-alfa hidroxilase.

III.2.2 A vitamina D e o risco de hospitalização :

Num estudo realizado na Costa Rica, incluindo 616 crianças asmáticas com idades entre os 6 e os 14 anos, um aumento nos níveis de vit D foi associado a uma redução no número de admissões hospitalares por ataques de asma (p=0,03) e na utilização de tratamentos anti-inflamatórios durante o ano anterior (p=0,01) [25]. Este estudo também mostrou que os níveis de vit D estavam inversamente correlacionados com os níveis totais de IgE e o número de eosinófilos no sangue [15]. Estes dados estão de acordo com o estudo publicado por Brehm et al, que incluiu 1024 crianças com asma persistente ligeira a moderada, nas quais a insuficiência de vitamina D foi associada a um aumento do número de hospitalizações e visitas às urgências [29].

III. 2.3 Efeito da deficiência de vitamina D na resposta aos corticosteróides :

Parece que as crianças asmáticas com níveis insuficientes ou deficientes de vitamina D responderam menos bem aos glucocorticóides do que as crianças com níveis elevados de vitamina D. Seriam necessários mais estudos para provar que esta ação da vitamina D sobre as vias de corticoresistência se traduziria realmente num benefício clínico para o doente.

IV.   Vitamina D e perspectivas futuras :

IV. 1 Benefícios da toma de suplementos :

Com base nestes dados, foi estudado o interesse da toma de um suplemento de vitamina D na prevenção destas exacerbações. Majak et al. conseguiram demonstrar, num estudo em dupla ocultação (vitamina D versus placebo), que a toma de um suplemento de vitamina D (500 UI de colecalciferol) durante o período de setembro a dezembro em crianças asmáticas com idades compreendidas entre os 5 e os 18 anos conduzia a uma redução do número de exacerbações de origem infecciosa, mesmo sem aumento dos níveis sanguíneos de vitamina D [41]. Num segundo estudo aleatório em dupla ocultação realizado em crianças japonesas em idade escolar para proteger contra a gripe, a toma de um suplemento de vitamina D na dose de 1200 UI por dia durante 4 meses teve um efeito mais importante no subgrupo de crianças asmáticas e reduziu o número de exacerbações em 93% em comparação com as crianças asmáticas que receberam um placebo. De acordo com este estudo, a suplementação com vitamina D reduziu o transporte do vírus influenzae A (diagnosticado por zaragatoa nasal) nestas crianças asmáticas sem alterar o transporte do vírus influenzae B [42]. É necessário efetuar uma avaliação crítica dos benefícios clínicos da suplementação com vitamina D na asma, tal como nas doenças disimunes. A maioria dos estudos até à data tem sido epidemiológica e observacional, gerando hipóteses mas não provando a causalidade. É particularmente difícil anular os vieses associados às próprias doenças e aos níveis de vitamina D, como a atividade física, o consumo de leite e o índice de massa corporal.

Por conseguinte, são necessários estudos aleatórios multicêntricos em grande escala para determinar com precisão os efeitos de diferentes doses de vitamina D na génese, gravidade e controlo da asma.

IV. 2 Recomendações :

Na Tunísia, a suplementação de vitamina D é atualmente recomendada apenas para crianças desde o nascimento até aos 18 meses de idade. Alguns profissionais dão suplementos a certos pacientes com patologias crónicas que interferem com o metabolismo do fosfocálcio.

Os testes e suplementos de vitamina D para crianças asmáticas não fazem parte da nossa prática diária.

Embora não seja útil efetuar testes sistemáticos, é lógico recomendar :

- Exposição razoável à luz natural sob a forma de actividades ao ar livre,

- Consumo regular (dentro dos limites recomendados) de peixes gordos, ovos, produtos lácteos fortificados, óleos vegetais fortificados e cereais fortificados,

- Suplementação em caso de patologia ligada a uma carência, bem como para os bebés, os idosos e as grávidas,

- Indivíduos com pouca exposição ao sol ou que não conseguem assegurar uma ingestão correcta [43].

Conclusões

Nas últimas décadas, tem-se verificado um aumento da literatura sobre o tema da vitamina D, ilustrando tanto a natureza pandémica da hipovitaminose D como o seu envolvimento muito mais vasto na fisiologia humana. É verdade que a vitamina D é a hormona chave do metabolismo ósseo e da manutenção da homeostase fosfocálcica, mas numerosos estudos e experiências sugeriram vários efeitos potenciais não clássicos desta pro-hormona, exercidos através do seu recetor VDR (Vitamin D Recetor), que se encontra expresso em praticamente todas as células do organismo. A expressão deste recetor confere à vitamina D uma ação direta sobre as células pró-inflamatórias, nomeadamente as células dendríticas, os linfócitos, os monócitos e as células epiteliais, o que explica, nomeadamente, as propriedades imunomoduladoras desta pró-hormona. A carência ou insuficiência de vitamina D poderia assim estar associada a uma maior suscetibilidade às infecções, nomeadamente respiratórias, e ao desenvolvimento de certas doenças auto-imunes ou inflamatórias, incluindo a asma.

A asma é um importante problema de saúde pública a nível mundial: a sua prevalência está a aumentar em vários países e a sua morbilidade e mortalidade, especialmente em caso de exacerbações graves, são de temer.

A asma é definida como uma inflamação crónica das vias respiratórias, cuja patogénese é complexa e não é claramente compreendida. Pensa-se que factores genéticos e ambientais estão envolvidos neste flagelo heterogéneo. Entre os factores ambientais, pensa-se que o estado da vitamina D das crianças asmáticas desempenha um papel crucial na gravidade, no controlo e na resposta aos corticosteróides. Numerosos estudos demonstraram que a suplementação com vitamina D pode melhorar o controlo da asma e a função pulmonar.

Referências

1. Iniciativa Global para a Asma (GINA). Estratégia global para a gestão e prevenção da asma. 2019. Disponível em URL: http://www.ginaasthma.org/.

2. Delmas MC, Guignon N, Leynaert B, Moisy M, Marguet C, Fuhrman C. Aumento da prevalência de asma em crianças pequenas em França. Rev Mal Respir. 2017;34:525-34.

3. Lougheed MD, Lemiere C, Ducharme FM. Canadian Thoracic Society 2012 guideline update: Diagnosis and management of asthma in preschoolers, children and adults. Can Respir J. 2012;19:127-64.

4. Dutau G. Vitamina D, imunidade, asma e sintomas de atopia Médecine & enfance. 2013;33 (4):117-305.

5. Souberbeille JC. Efeitos clássicos e não clássicos da vitamina D Correspondences en Métabolismes Hormones Diabètes et Nutrition.2011;5, 163-71

6. Mailhot G; White JH. Vitamin D and Immunity in Infants and Children (Vitamina D e Imunidade em Bebés e Crianças). Nutriments. 2020;12 :1233-62.

7. Souberbielle JC, Prié D, Courbebaisse M. Update on the effects of vitamin D and assessment of vitamin D status. Revue Francophone des laboratoires 2009;414:31-9.

8. Holick MF. A pandemia de deficiência de vitamina D: abordagens para diagnóstico, tratamento e prevenção. Rev Endocr Metab Disord. 2017;18:153-65.

9. Bener A, Ehlayel MS, Bener HZ, Qutayba Hamid Q. O impacto da deficiência de vitamina D em crianças asmáticas e alérgicas. J Family Community Med. 2014; 21(3):154-16.

10. Rolland Cachera MF. Obesidade infantil: definições actuais e recomendações para a sua utilização. Int J Pediatr Obes. 2011; 6: 325-31.

11. Holick MF, Binkley NC, Bischoff-Ferrari HA, Gordon CM, Hanley DA, Heaney RP et al. Evaluation, treatment, and prevention of vitamin D deficiency: an Endocrine Society clinical practice guideline. J Clin Endocrinol Metab. 2011;96(7):1911-30

12. Souberbielle J-C. Vitamina D: metabolismo e avaliação das reservas. La Presse Médicale. 2013; 42(10):1343-50

13. Holick MF. Deficiência de vitamina D em 2010: benefícios para a saúde da vitamina D e da luz solar: um D-bate. Nat Rev Endocrinol. 2011;7(2):73-5.

14. Elsammak M, Al-Wossaibi A, Al-Howeish A, Alsaeed J. High prevalence of vitamin D deficiency in the sunny Eastern region of Saudi Arabia: a hospital-based study. Jornal de Saúde do Mediterrâneo Oriental. 2011;17(4):317-22.

15. Meddeb N, Sahli H, Chahed M, Abdelmoula J, Feki M, Salah H, et al. Deficiência de vitamina D na Tunísia. Osteoporosis International. 2005; 16 (2):180-3.

16. Khor GL, Chee W SS, Shariff ZM, Poh KB, Arumugam M, Rahman G et al. Elevada prevalência de insuficiência de vitamina D e a sua associação com o IMC para a idade em crianças do ensino primário em Kuala Lumpur, Malásia. BMC

Public Health. 2011;11:95.

17. Bener A, Al-Ali M, Hoffmann GF. Deficiência de vitamina D em crianças saudáveis de um país ensolarado: factores associados. Jornal Internacional de Ciências Alimentares e Nutrição. 2009;60(suppl 5):60-70.

18. Hintzpeter B, Scheidt-Nave C, Müller MJ, Schenk L, Mensink GB. A maior prevalência de deficiência de vitamina D está associada à origem imigrante entre crianças e adolescentes na Alemanha. J Nutr. 2008;138(8): 1482-90.

19. Tolppanen AM, Sayers A, Granell R, Fraser WD, Henderson J, Lawlor DA. Associação prospetiva de 25-hidroxivitamina D3 e D2 com função pulmonar infantil, asma, sibilância e dermatite flexural. Epidemiology. 2013;24:310-9.

20. Tangour E. Papel da deficiência de vitamina D na gravidade e no controlo da asma infantil [Tese]. Medicina: Tunis; 2014. 51p.

21. Vierucci F, Del Pistoia M, Fanos M, Gori M, Carlone G, Erba P et al. Estado da vitamina D e preditores de hipovitaminose D em crianças e adolescentes italianos: um estudo transversal. Revista Europeia de Pediatria. 2013; 172 (12): 1607-17

22. lOM (Instituto de Medicina). Dietary reference intakes for calcium and vitamin D. Committee to review dietary reference intakes for calcium and vitamin D. Washington: National Academies Press; 2011.

23. Mansbach JM, Ginde AA, Camargo CA. Serum 25-hydroxyvitamin D levels among US children aged 1 to 11 years: do children need more vitamin D? Pediatrics. 2009;124 (5): 1404-10.

24. Nakano S, Suzuki M, Minowa K, Hirai S, Takubo N, Sakamoto Y, et al. Estado atual da vitamina D em bebés e crianças japonesas saudáveis. Journal of nutritional science and vitaminology. 2018;64(2):99-105.

25. Briot K, Audran M, Cortet B, Fardellone P, Marcelli C, Orcel P, et al. Vitamina D: efeito no osso e extra-ósseo; recomendações para uma utilização correcta. La Presse Médicale. 2009;38 (1):43-54.

26. Yahyaoui S, Jmal L, Sammoud S , Abdenebi M , Jmal A, Boukthir S. A deficiência de vitamina D está associada à síndrome metabólica em crianças tunisinas com obesidade. Tun Med. 2019; 97(12):1353-6.

27. Checkley W, MD P, Robinson CL, MPH MD, Baumann ML, Hanse NN et al. Os níveis de 25-hidroxi vitamina D estão associados à asma infantil num estudo de base populacional no Peru. Clin Exp Allergy. 2015;45(1): 273-82.

28. Puri S, Marwaha RK, Agarwal N, Tandon N, Agarwal R, Grewal K et al. Vitamin D status of apparently healthy schoolgirls from two different socioeconomic strata in Delhi: relation to nutrition and lifestyle. British Journal of Nutrition. 2008;99(4):876-82.

29. Bener A, Al-Ali M, Hoffmann GF. Deficiência de vitamina D em crianças saudáveis de um país ensolarado: factores associados. Revista internacional de ciências alimentares e nutrição. 2009; 60(sup5):

30. Audran M, Briot K. Análise crítica da carência de vitamina D. Revue du Rhumatisme 2010;77:139-43.

31. Marwaha RK, Tandon N, Agarwal N, Puri S, Agarwal R, Singh S, et al. Impact

of two regimens of vitamin D supplementation on calcium-vitamin D-PTH axis of schoolgirls of Delhi. Indian Pediatrics. 2010;47(9):761-9.

32. Kensarah OA, Jazar AS, Azzeh FS. Hipovitaminose D em crianças saudáveis e pré-escolares do oeste da Arábia Saudita. Int J Vitam Nutr Res. 2015;85 (1-2):50-60.

33. Holick MF. Environmental factors that influence the cutaneous production of vitamin D. Am J Clin Nutr. 1995;61 Suppl3:S638-S45.

34. Carnevale V, Modoni S, Pileri M, Di Giorgio A, Chiodini I, Minisola S, et al. Avaliação longitudinal do estado da vitamina D em indivíduos saudáveis do sul de Itália: diferenças sazonais e de género. Osteoporos Int. 2000;12(12):1026-30

35. Zosky GR, Berry LJ, Elliot JG, James AL, Gorman S, Hart PH. A deficiência de vitamina D causa défices na função pulmonar e altera a estrutura pulmonar. Am J Respir Crit Care Med. 2011;183:1336-43.

36. Pfeffer PE, Hawrylowicz CM. Vitamin D in Asthma: Mechanisms of Action and Considerations for Clinical Trials (Vitamina D na Asma: Mecanismos de Ação e Considerações para Ensaios Clínicos). Chest. 2018;153:1229-39

37. Baiez Baïz N, Dargent PM, Wark JD, Souberbeille JC. Cord serum 25-hydroxyvitaminD and risk of early childhood, transcient wheezing and atopic dermatitis. 20. Níveis de vitamina D. J allergy Clin immunol.2014; 133:147.

38. Izabela Szymczak I e Pawliczak R. A vitamina D pode ajudar a alcançar o controlo da asma? Vitamina D" revisitada": uma visão actualizada Adv Respir Med. 2018; 86:1039.

39. Saadoon A, Ambalavanan N, Zinn K, Ashraf AP, MacEwen M, Nicola T. Effect of Prenatal versus Postnatal Vitamin D Deficiency on Pulmonary Structure and Function in Mice. Am. J. Respir. Célula Mol Biol. 2017.56: 383-392

40. Garland C, Garland F, Gorham E, Lipkin M, Newmark H, Mohr S et al. The role of vitamin D in cancer prevention. Am J Public Health 2006:96(2):25261.

41. Schoindre Y, Terrier B, Kahn J-E, Saadoun D, Souberbielle J-C, Benveniste O, et al. Vitamin D and autoimmunity. Primeira parte: aspectos fundamentais. La Revue de Médecine Interne. 2012;33(2):80-6.

42. Erkkola M, Kaila M, Nwaru BI, Kronberg-Kippilä C, Ahonen S, Nevalainen J et al. Maternal vitamin D intake during pregnancy is inversely associated with asthma and allergic rhinitis in 5-year-old children. Clin Exp Allergy. 2009;39:875-82.

43. Sharief S, Jariwala S, Kumar J, Muntner P, Melamed ML. Vitamin D levels and food and environmental allergies in the United States: results from the National Health and Nutrition Examination Survey 2005-2006 J Allergy Clin Immunol. 2011;127:1195-202.

44. Mailhot G; White J H. Vitamin D and Immunity in Infants and Children (Vitamina D e Imunidade em Bebés e Crianças). Nutriments. 2020; 12, 1233-62.

Evaluation du contrôle de l'asthme à partir de 6 ans selon GINA 2019

<table>
<tr><td>Durant les 4 dernières semaines, l'enfant a t il eu :</td><td>Bien contrôlé</td><td>Partiellement contrôlé</td><td>Non controlé</td></tr>
<tr><td>

• Symptômes d'asthme transitoires la journée <u>plus de 2 fois</u> par semaine ?
OUI ❑ NON ❑

• Un réveil ou une toux nocturne liés à l'asthme?
OUI ❑ NON ❑

• Besoin de BD <u>plus de 2 fois</u> par semaine?
OUI ❑ NON ❑

• Une limitation d'activité à cause de son asthme ?
OUI ❑ NON ❑

</td><td></td><td></td><td></td></tr>
</table>

Équivalence de doses de corticoïdes inhalés

	Adultes/Ados			Enfants		
	Faible	Modérée	Forte	Faible	Modérée	Forte
Beclometasone CFC	200-500	500-1000	>1000	100-200	250-500	500-1000
Beclometasone HFA	100-200	200-400	>400	50-100	100-200	>200
Budésonide DPI	200-400	400-800	>800	<200	200-400	>400
Budésonide neb				250-500	500-1000	>1000
Fluticasone DPI/HFA	100-250	250-500	>500	<100	100-200	200-400
Ciclosenide HFA	80-160	160-320	> 320			
Mometasone furoate DPI	110-220	220-440	>440			

Avaliação com base no controlo da asma

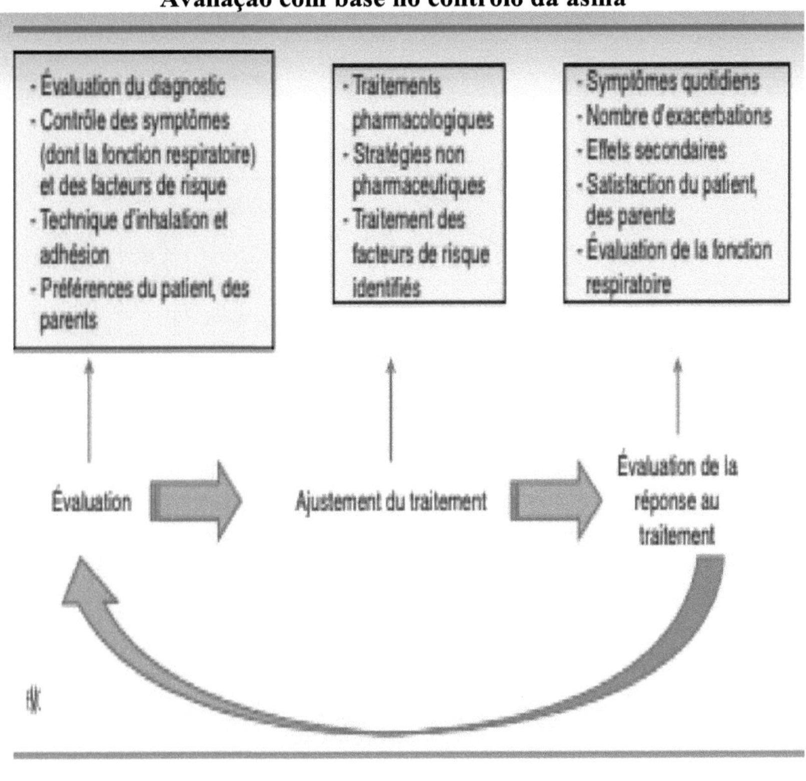

Estratégia de tratamento faseado da asma

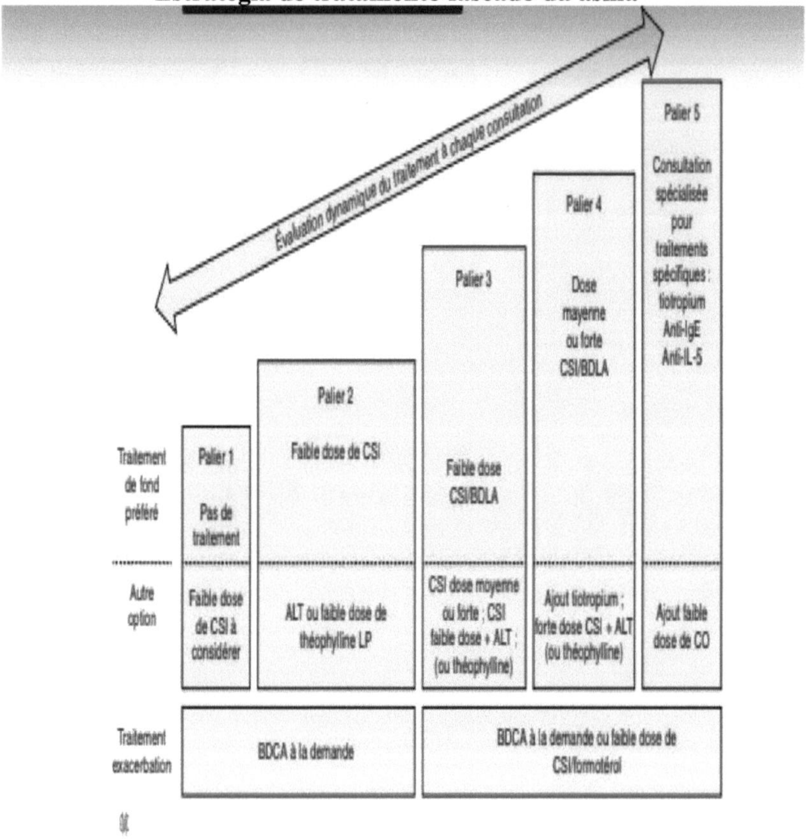

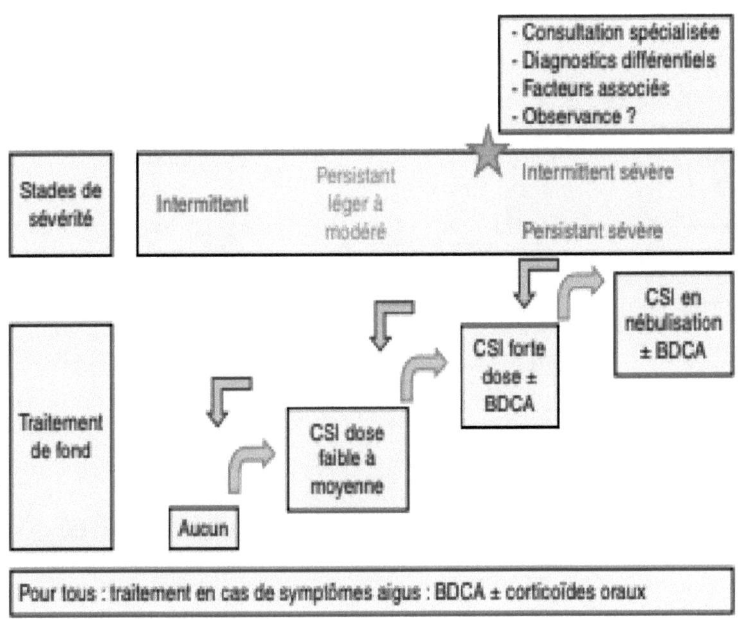

- Consultation spécialisée
- Diagnostics différentiels
- Facteurs associés
- Observance ?
Stades de sévérité
Intermittent
Persistant léger à modéré
Intermittent sévère
Persistant sévère
Traitement de fond
Aucun
CSI dose faible à moyenne
CSI forte dose ± BDCA
CSI en nébulisation ± BDCA
Pour tous : traitement en cas de symptômes aigus : BDCA ± corticoïdes oraux

Metabolismo da vitamina D

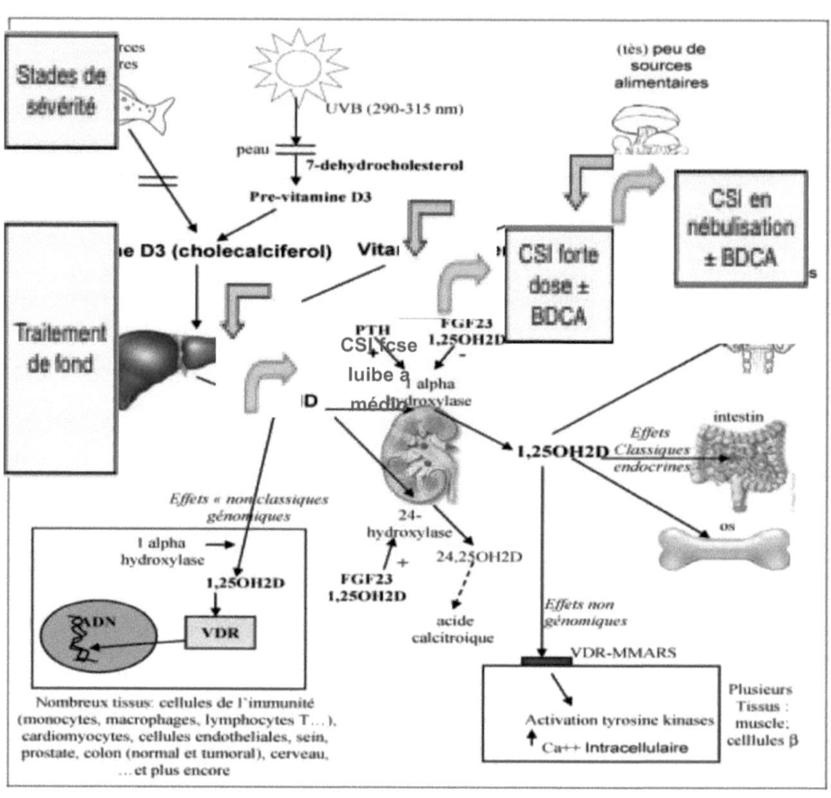

Definição do estado da vitamina D

Normes	Valeurs concentration ng/ml	25-OH vitamine D nmol/l
Suffisantes	30-40	75-100
Insuffisantes	20-29	50-75
Déficit modéré	10 - 19	25- 50
Déficit sévère	< 10	<25
Taux recommandé	40-60	100-150
Intoxication	>150	>375

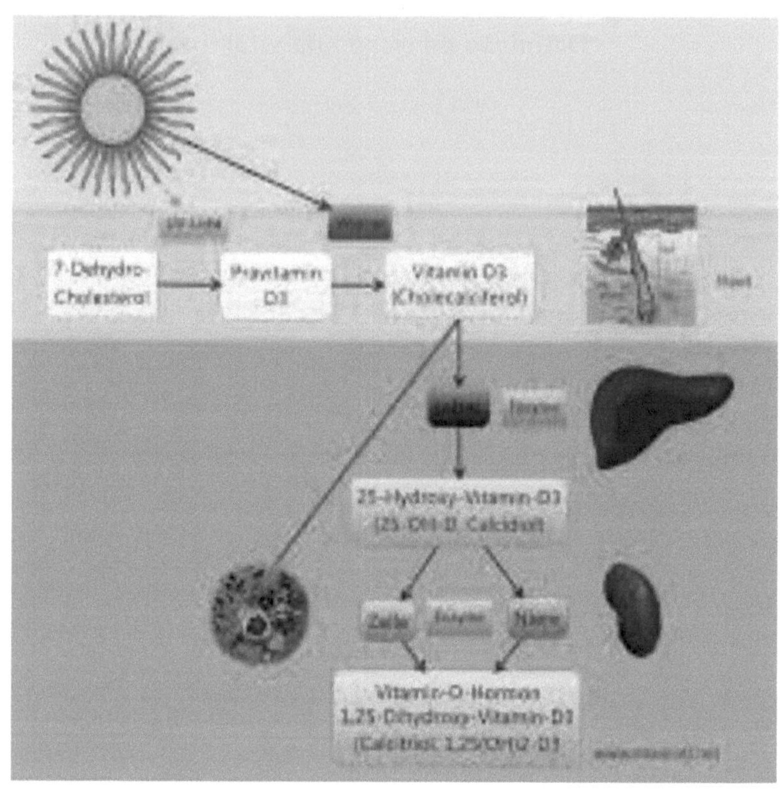

7-Dehydro-Cholesterol
Provitamin D3
Vitamin D3 (Cholecalciferol)
25-Hydroxy-Vitamin-D3 (25-OH-D, Calcidiol)
Vitamin-D-Hormon 1,25-Dihydroxy-Vitamin-D3 (Calcitriol 1,25(OH)2-D)

Índice

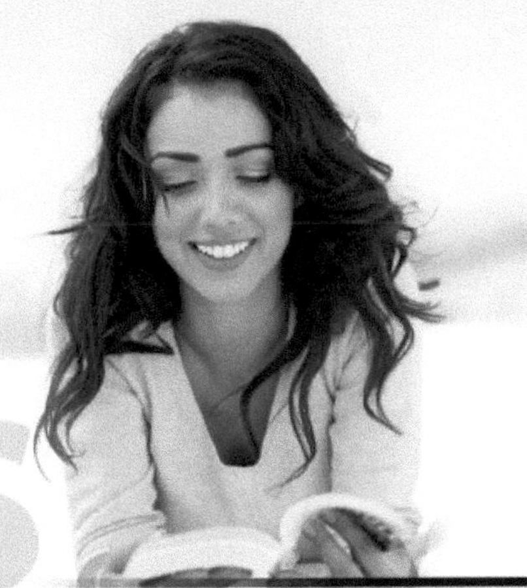

I want morebooks!

Buy your books fast and straightforward online - at one of world's fastest growing online book stores! Environmentally sound due to Print-on-Demand technologies.

Buy your books online at
www.morebooks.shop

Compre os seus livros mais rápido e diretamente na internet, em uma das livrarias on-line com o maior crescimento no mundo! Produção que protege o meio ambiente através das tecnologias de impressão sob demanda.

Compre os seus livros on-line em
www.morebooks.shop

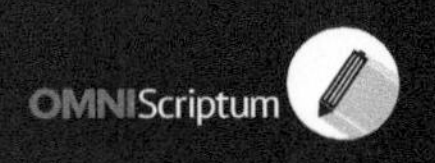

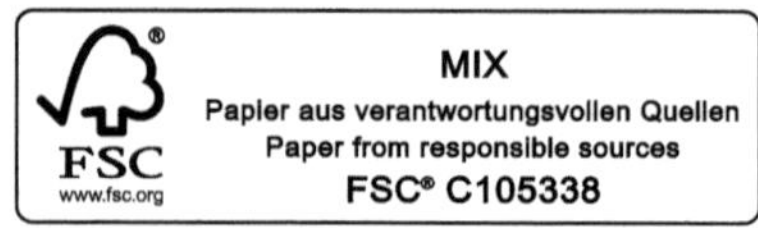

Printed by Books on Demand GmbH, Norderstedt / Germany